健康中国2030·健康教育系列丛书

肠炎与健康

主　编　陈　吉

副主编　田　燕　段　聿

科学出版社

北　京

图书在版编目(CIP)数据

肠炎与健康 / 陈吉主编. —北京:科学出版社,2017.4
(健康中国2030·健康教育系列丛书)
ISBN 978-7-03-052515-4

Ⅰ.①肠… Ⅱ.①陈… Ⅲ.①肠炎-防治 Ⅳ.①R516.1

中国版本图书馆CIP数据核字(2017)第073545号

责任编辑:张天佐 李国红 / 责任校对:郑金红
责任印制:赵 博 / 封面设计:范 唯

科学出版社 出版
北京东黄城根北街16号
邮政编码:100717
http://www.sciencep.com
安泰印刷厂 印刷
科学出版社发行 各地新华书店经销

*

2017年4月第 一 版 开本:787×960 1/32
2017年4月第一次印刷 印张:1 1/4
字数:9 000
定价:**15.00元**
(如有印装质量问题,我社负责调换)

"健康中国 2030·健康教育系列丛书" 编写委员会

总　序

中共中央、国务院印发的《"健康中国 2030"规划纲要》指出："健康是促进人的全面发展的必然要求，是经济社会发展的基础条件。实现国民健康长寿，是国家富强、民族振兴的重要标志，也是全国各族人民的共同愿望。"

推进健康中国建设，是全面建成小康社会、基本实现社会主义现代化的重要基础，是全面提升中华民族健康素质、实现人民健康与经济社会协调发展的国家战略，是积极参与全球健康治理、履行 2030 年可持续发展议程国际承诺的重大举措。未来 15 年，是推进健康中国建设的重要战略机遇期。

为推进健康中国建设，提高人民健康水平，根据党的十八届五中全会战略部署，我们组织相关专家和医生，本着为大众健康服务的宗旨，编写了本套丛书，主要内容是针对常见病、多发病和大众关心的健康问题。本丛书以医学理论为基础，关注临床、关注患者需求、关注群众身心健康，通过简洁凝练、图文并茂、通俗易懂、简单实用的例子，指导群众如何预防疾病、患者何时就医，如何指导患者进行家庭康复和护理等，将健康的生活方式直接明了地展现在读者面前。

由于编写工作时间紧、任务重，书中难免有不足之处，敬请各位专家和读者提出宝贵意见和建议，以便今后加以改进和完善。

编委会

2017.1

目　录

第一节 肠炎，你了解多少

一、肠炎的定义

肠炎是细菌、病毒、真菌和寄生虫等引起的肠黏膜的急性或慢性炎症。临床表现有恶心、呕吐、腹痛、腹泻、稀水便或黏液脓血便等。

二、肠炎有哪些类型？

◆（1）按部位可分为结肠炎、小肠炎。

◆（2）按性质又可分为细菌性肠炎、病毒性肠炎、结核性肠炎、非特异性肠炎。

◆（3）按病程长短不同，分为急性肠炎和慢性肠炎。

三、引起肠炎的原因有哪些?

（一）细菌感染

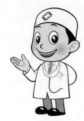

1. 细菌性痢疾

起病较急，常有畏寒、发热、腹痛、腹泻及里急后重感，可伴恶心与呕吐。

腹泻特征为黏液脓血便，每天次数不等。

显微镜下发现大便中含大量红细胞、白细胞，大便培养可发现痢疾杆菌。

2. 沙门菌属感染

多有不洁饮食史，常有腹胀、腹痛与腹泻症状。大便以稀便或水样便为主，少有脓血，大便每天 3～5 次不等。大便培养可发现致病菌（沙门菌或伤寒杆菌等）。

3. 大肠埃希菌性肠炎

常有不洁饮食史。起病较急，可有畏寒、发热及腹痛、腹泻等症状，可伴有呕吐。腹泻多以水样便为主，也可有黏液和脓血。大便培养可发现致病菌。

4. 小肠弯曲菌感染

症状一般较轻，表现为中上腹部疼痛伴有腹泻，以稀便或水样便为主要表现，抗生素治疗效果较好。

5. 肠道金黄色葡萄球菌感染

起病较急，可有畏寒、发热、腹痛与腹泻等症状。腹泻以稀便为主，可伴有少量黏液脓血，大便培养可确定诊断。

本病常在使用广谱抗生素、激素或外科大手术后发生。大便培养可发现金黄色葡萄球菌。

6. 急性出血性坏死性小肠炎

现多认为与产气荚膜杆菌或魏氏梭状芽孢杆菌感染有关。起病较急，腹痛、腹泻等症状一般较重，腹痛较剧烈且可遍及全腹，可为持续性痛或阵发性加剧。

早期腹泻可为稀便或水样便，每天

10 余次不等，继而可带血，重者大便可呈血水样，常伴有畏寒、发热、恶心与呕吐等症状。

本病以青少年多见。

7. 假膜性肠炎

假膜性肠炎是在长期大量使用抗生素治疗后发生，也可发生于免疫功能低下的患者。多因肠道继发难辨梭状芽孢杆菌感染所致，该菌的毒素对肠黏膜有损伤作用。

临床特点为大便次数多，重者每天可达 20 次以上，粪便可有黏液脓血，甚至呈血水样，有时可排出呈蛋花样的假膜，常伴有发热、心悸、脱水、电解质紊乱、低血压等全身中毒症状。大便做厌氧菌培养时可发现致病菌。

应用甲硝唑、万古霉素等治疗有效。

8. 霍乱

由霍乱弧菌感染所致。临床表现轻

重不一，轻者症状较轻，常为水样泻，每天数次不等，可伴有恶心、呕吐、腹痛等症状；重者大便次数更多，大便可呈米汤样，患者常有发热、脱水、低血压等全身中毒表现。大便培养可找到致病菌。

（二）原虫与寄生虫感染

1. 阿米巴痢疾

起病一般较急，常有发热、腹痛及腹泻等症状，腹泻每天数次至 10 余次，大便伴黏液脓血，有时大便呈暗红或果酱样，量较多，具恶臭。新鲜大便检查如发现阿米巴滋养体即可确诊。甲硝唑或替硝唑治疗有效。

2. 急性血吸虫病

一般发生在初次感染大量血吸虫尾蚴者，常有畏寒、发热、腹胀、咳嗽、腹痛与腹泻等症状，腹泻并不严重，每天 3 ～ 5 次不等，可为稀便或带有黏液。末梢血中嗜酸性粒细胞增高。如果患者是反复多次感染，则常伴有肝脾肿大等表现。

3. 滴虫感染

肠道滴虫感染也可导致腹泻，大便每天数次不等，以稀便为主，可带黏液。

（三）病毒感染

多见于肠道轮状病毒感染、肠道腺病毒感染，临床症状一般较轻，可有腹痛、腹泻等，腹泻每天数次不等，以稀便或水样便为主。

（四）真菌感染

长期应用抗生素、激素或患有慢性消耗性疾病的中晚期，患者肠道可发生真菌感染，引起肠黏膜充血、水肿、糜烂及溃疡形成而导致腹泻，表现为大便次数增多，轻者为稀软便可伴黏液，每天数次不等，有时大便呈蛋清样表现；重者大便可呈黏液脓血样。粪便常规检查找到或培养发现致病的真菌时可明确诊断。

（五）自身免疫系统异常

炎症性肠病，包括溃疡性结肠炎、克罗恩病等，病因和发病机制尚未完全明确，由包括环境、遗传、感染和免疫等多因素相互作用所致。

（六）食物中毒

进食了被金黄色葡萄球菌、沙门菌、嗜盐杆菌或肉毒杆菌等污染了的食物后，可出现发热、腹痛、呕吐、腹泻及脱水的症状。

四、肠炎的症状有哪些？

（一）腹泻、腹痛

腹泻（俗称拉肚子）是结肠炎早期的表现，常重复发生，可因饮食不妥、心情激动、过度疲惫诱发。表现

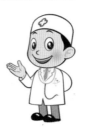

为腹泻、大便不成形、腹痛、便血、黏液便、脓血便、肠鸣及排便不畅、不尽、里急后重、伴有消瘦、全身乏力、恶寒、头昏等症。轻度患者无腹痛或仅有腹部不适表现，通常有轻度至中度腹痛。

（二）便秘、中毒性扩张

大便干结，而且还会排便不畅，排不完，有的患者许多天都不能通便，有一部分患者有长期腹泻史，伴有腹痛、消瘦、口干、腹胀贫血等症，易恶变，常常不吃泻药不能通便。

中毒性扩张是本病的一个严重并发症，多发生在全结肠炎的患者，易并发肠穿孔。

（三）结肠炎

结肠炎患者会在左下腹或脐周有压痛的感觉，有时能触及痉挛的结肠，严重的患者还会出现发热、心跳加快、乏力、贫血、失水和营养障碍等表现，还会出现腹胀、消瘦、失眠、多梦、怕冷；食欲不振、厌恶、吐逆等。

五、腹泻就是肠炎吗？

（一）什么是腹泻？

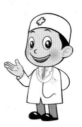

腹泻一般是指每天大便次数增加或排便次数频繁，粪便稀薄或含有黏液脓血，或者还含有不消化的食物及其他病理性内容物。

（二）引起腹泻的原因

除了上述的病毒、细菌、寄生虫、饮食不当等原因，还有急性中毒、全身性感染（伤寒、败血症等）、代谢性疾病（甲亢、胃泌素瘤、糖尿病等）、胃部疾病（萎缩性胃炎、胃大部切除术）、肠道肿瘤、胰腺、肝胆病变都可以引起腹泻。所以出现腹泻一定要积极就诊，不可轻视，以免延误病情。

六、为什么不是所有腹泻都可以用止泻药？

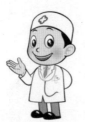

由于呕吐和腹泻在某种情况下对人体有一定的保护作用，所以临床上应根据不同情况采取不同措施，如食物中毒或误服毒物，不仅不应给予止泻药，相反，应给予催吐和泻下药，以促进毒物的排出。如果因消化道炎症而引起的呕吐和腹泻，为了减少水盐代谢及电解质平衡失调给机体带来的不良影响，应在积极治疗病因的同时，给予止吐及止泻治疗。

第二节 急性肠炎

肠炎是由于进食含有病原菌及其毒素的食物，或饮食不当，如过量的有刺激性的不易消化的食物而引起的肠道黏膜的急性炎症性改变。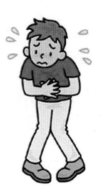其病理表现为肠道黏膜的充血、水肿、黏液分泌增多，有时伴有出血及糜烂。在我国以夏、秋两季发病率较高，无性别差异，一般潜伏期为 12～36 小时。腹痛、腹泻是急性胃肠炎的主要症状。

一、急性肠炎该如何治疗？

（一）去除病因

停止一切对胃有刺激的饮食和药物。

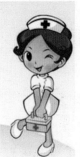

酌情短期禁食，然后给予易消化的清淡的少渣的流质饮食，利于胃的休息和损伤的愈合。

（二）鼓励饮水

由于腹泻失水过多，患者应尽可能多饮水，补充丢失水分。以糖盐水为好（白开水中加少量糖和盐而成）。不要饮含糖多的饮料，以免产酸过多，加重腹痛。呕吐频繁的患者可在一次呕吐完毕后少量饮水（50毫升左右），多次饮入，不至于呕出。

（三）及时就医

伴有腹痛、发热、呕吐和腹泻严重者应尽快到医院就医（不要在家自己乱用药），避免出现脱水引起电解质紊乱造成身体其他脏器的损伤，或转为慢性肠炎，迁延不愈。

二、急性肠炎的预防

（一）注意卫生

保持食物、用具、容器、冰箱等食物保存场所、环境的清洁。

（二）不吃不洁食物和剩菜剩饭

当食物发生腐烂变质时，一定不要食用。饭菜等最好不要隔夜，瓜果蔬菜食用之前一定要清洗干净。

（三）避免刺激

饮食宜清淡，尽量避免刺激性的食物，如辣椒、咖啡、浓茶等。

（四）加强锻炼，注意保暖

天气变化明显时，大家一定要适时增减衣物，尤其是晚上休息时盖好被子避免腹部着凉。加强体育锻炼，提高身体的免疫力。

第三节　慢性肠炎

一、概　述

慢性肠炎泛指肠道的慢性炎症性疾病，其病因可为细菌、真菌、病毒、病原虫等微生物感染，亦可为过敏、变态反应等原因所致。

临床表现为长期慢性、或反复发作的腹痛、腹泻及消化不良等症，重者可有黏液便或水样便。

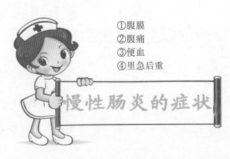

①腹膜
②腹痛
③便血
④里急后重

慢性肠炎的症状

慢性结肠炎疾病的发生是一个长期

的过程，疾病发作的时候可以反复地出现腹痛和腹泻以及消化不良的症状，重症慢性结肠炎的患者可以出现黏液性大便或者是水样性大便，腹泻的严重程度不一样，轻型患者每天可以排便4次左右，但是也会导致腹泻和便秘反复出现，重症的时候就可以两个小时出现一次大便，有时候还会出现大便失禁的情况。

大部分的慢性结肠炎患者可以出现夜间腹泻和餐后腹泻的情况，如果直肠严重受到累及的时候可以出现严重的里急后重感觉，粪便一般情况下都是糊状，还会混合着大量的黏液性或者是脓性大便。

慢性结肠炎的患者在早期可以出现不同的症状，但是血性腹泻是最常见的早期症状，其他的症状也有很多，比如患者可以出现腹痛、便血、体重减轻和呕吐等，偶尔还会出现关节炎或者肝功能损害；发热是慢性结肠炎一个相对性的症状，一般不常见。

慢性结肠炎的发生可以导致体重下降，面色苍白，患者在活动之后或者查体的时候会出现触痛，经常有急腹症症状出现，患者的肠鸣音会减弱，在疾病急性发作期的时候可以出现不同的情况，由于慢性结肠炎导致的腹泻，患者的肛门周围皮肤可以出现擦伤或者剥落的情况，有时候还会出现肛裂或者疼痛。

对于慢性结肠炎来说，其形成与日常饮食、生活不良习惯有直接的关系，为了能够缓解患者的症状，就需要及时地了解患者的生活现状，避免生活中一些不好的生活习惯，了解慢性结肠炎患者的病情现状，及时地做好慢性结肠炎的治疗。

二、结肠炎的典型表现

（一）腹泻、腹痛

腹泻（俗称拉肚子）是结肠炎早期

的表现，常重复发生，
皆因饮食不妥，心情
激动、过度疲惫诱发。
表现为泄泻、粪便不
成形、腹痛、便血、
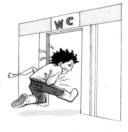
黏液便、脓血便、肠鸣及排便不畅、不尽、
里急后重、伴有消瘦、全身乏力、恶寒、
头昏等症。轻度患者无腹痛或仅有腹部
不适表现，通常有轻度至中度腹痛。

（二）便秘

粪便秘结形状像羊屎球样，而且还
会排便不畅，排不完，有的许多天都不
能通粪便，有一部分患者原有长时间腹
泻病史，伴有腹痛、消瘦、口干、腹胀、
贫血等症，易恶变，常常不吃泻药不能
通便。中毒性扩大是本病的一个严重并
发症，多发生在全结肠炎的人，易并发
肠穿孔。

（三）腹部压痛

结肠炎患者会出左下腹有压痛的感觉，有时能触及痉挛的结肠，严重的患者还会出现发热、心跳加快，以及虚弱、贫血、脱水和营养障碍等表现。

三、慢性结肠炎的治疗

慢性结肠炎的治疗首先应该注意一般性处理和治疗，患者不能太过劳累，如果是急性发作的时候，患者应该注意休息，注意穿衣保暖，不能着凉，适当地增加运动，增强身体抵抗力和身体的素质；对于慢性结肠炎的患者来说应该注意自己的饮食，可以进食一些容易消化的食物，适当地进食含有营养的食物。

慢性结肠炎是可以预防的，但是一旦出现之后就需要及时地治疗。

首先就是卧床休息，如果出现了水

电解质失衡的时候，注意补充含有钾的食物，低血钾的时候应该纠正电解质失衡。

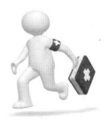

对于慢性结肠炎的药物治疗也有很多，比如激素类药物的治疗，可以防止疾病反复出现，急性发病期间不能乱使用药物，因为长期使用激素类药物有一定的副作用。

还有就是慢性结肠炎的外科处理和治疗，手术的时候根据疾病发病位置和性质不同，患者也需要采用不同的方式进行处理。

但是手术治疗慢性结肠炎有一定的副作用，需要有所了解，比如说手术部位出现狭窄或者是嵌顿，为此手术之后也需要做好相关的知识宣教，告知患者应该如何去做，从饮食的角度做好护理，了解慢性结肠炎的疾病知识，根据慢性结肠炎的患者症状做好治疗。

以上是专家给慢性结肠炎患者做的小结，但是在日常生活中有更多需要注意的地方。例如，应该注意保持心情舒畅，不要增加精神的刺激，不要进食不干净的食物，注意避免出现胃肠道的感染，加重疾病，不要喝酒，减少进食辛辣或者是牛奶等食物。

下面为读者介绍几种常用的慢性结肠炎治疗方法。

（一）饮食治疗结肠炎

患者朋友要注意休息，平常的饮食要清淡，不要吃刺激性的食物，但是营养还是要跟得上，不要有过大的精神压力。平常还是要多补充钙及维生素含量丰富的食物，如果患有贫血，一定要及时治疗贫血症，对于病情严重的患者来说，一定要及时去医院检查治疗。

（二）抗感染药治疗结肠炎

用水杨酰偶氮磺胺吡药物来治疗，因它对于医治各部结肠炎、避免并发症有较好作用。如效果不佳或有不良反应，可改用甲硝唑。

（三）激素治疗结肠炎

肾上腺皮质激素及氢化可的松等药物可以改善患者的全身情况，使患者的病情减轻，拉肚子的症状也会减轻许多。许多患者在用药过后胃口明显会好很多，但是不能长时间地用此药物来缓解病情。另外，可用氢化可的松静脉注射，这种药物在治疗后，患者症状有所缓解，就要减药，所以对于皮质激素等治疗方法，最好不能持续超过两周的时间。

（四）免疫抑制剂治疗结肠炎

硫唑嘌呤，每天用药一次，这个药物可改善病症，但是治标不治本，对于缓解患者症状有一定作用，但是停药后症状容易复发，而且对身体有害，不能过多使用。

四、慢性结肠炎容易反复发作的原因

（一）麻痹大意

有些慢性结肠炎患者在发病初期没有充分认识到结肠炎的危害，以为结肠炎可不治而愈，没有及时治疗，造成病情逐渐加重，病情复杂程度大大增加，造成病情治疗难度随之增加。

（二）误诊、误治

结肠炎可分为溃疡性结肠炎、寄生虫性结肠炎、细菌性结肠炎、结核性结肠炎、放射性结肠炎等许多种类，在一般小诊所由于检查设备的缺乏极易造成误诊，当然也就不能对症治疗，结果错误的治疗不仅耽误病情，还容易诱发其他肛肠病。

（三）轻信偏方、盲目治疗

许多患者由于各种各样的原因，不去正规医院进行治疗，轻信偏方，盲目服用药物，其结果只能是越治越重，还经常掩盖真实病情的发展。

（四）治疗浅尝辄止

部分患者虽然接受了正规治疗，但是不能坚持下来，病情稍一缓解就擅自停止用药，结果造成病情反复发作，以至于越来越重，还导致疾病对药物的敏感性下降，耐药性增强，治疗难度加大。

五、结肠炎的危害

结肠炎病情可大可小，但同样需要引起人们的注意，其中溃疡性结肠炎不是普通炎症，其病情十分复杂，发病年龄一般在 20 ~ 50 岁，男女无显著差别。有数据显示，每年死于结肠癌的患者逐步上升，然而更多的结肠炎患者却没有能够引起足够的重视，以为便秘、腹泻、肠鸣、腹痛，吃点消炎药很快就好，没什么了不起的，却忘了铲除肠炎根源，最终导致病情反复发作，由轻变重，久治不愈，形成慢性结肠炎。

慢性结肠炎容易引起多种并发炎症，如大量便血，会导致患者因失血过多而休克，肠炎感染会导致肠狭窄，肠溃疡任意发作，极易造成肠穿孔，其死亡率高达44%，更有5%的结肠炎患者最终癌变，留下终生遗憾，希望患者引起高度重视。

六、结肠炎的并发症

（一）肠息肉、结肠癌

直肠炎超过5年，肠道溃疡面在炎症的长期刺激下容易异常增生，引发肠息肉，1厘米以上肠息肉癌变率极高。

（二）肠狭窄

多发生在病变广泛、病程持续长达 5～25 年以上的病例，其部位在直肠，临床上一般无症状，严重时可引起肠梗阻，在本病出现肠狭窄时，要警惕发生肿瘤，鉴别良性、恶性。

（三）肛管炎

这是本病的一个并发症，经常与直肠炎并称为肛管直肠炎，肛管炎久拖不治亦有癌变危险。

（四）黏液血便

大便有血、脓、黏液，严重者可见鲜红色大量血或血凝块。便血是本病的主要临床表现之一，便血的多少也是衡量病情轻重的指标。长期慢性出血可引起缺铁性贫血。

（五）其他

可有发热、纳差、呕逆、腹胀、电

解质紊乱等症状，重者出现消瘦、贫血、水肿、营养不良。

七、慢性结肠炎患者自我锻炼法

每天早晨起床前和晚上入睡前在床上做一次提肛揉腹运动。

◆（1）做时全身放松，排除杂念，姿势取仰卧式，双眼微闭，深呼吸，先提肛 30 次，向上提时吸气，向下放时呼气。一提一放为 1 次。

◆（2）提肛时一定要意守肛门，做完 30 次后再揉腹 200 次，揉腹前要排净大小便，不宜过饱过饿。

◆（3）揉腹时手心向下，右手放在肚脐上，左手放在右手手背上，按顺时针方向揉腹，力度适中，揉的幅度由小到大，即先从肚脐开始，再慢慢扩大，直到整个腹部，揉一圈为 1 次，揉腹时要意守丹田（肚脐下约 3 厘米处），在揉腹前心中默念"消炎、止痛、痊愈"六字。

◆（4）做完运动之后，双手放在肚脐上，还是左手放在右手上，做深呼吸 3 次，平躺 3 分钟后起床。

此法要持之以恒，揉腹时如出现腹部温热感，肠鸣或排气现象均属正常。

八、慢性肠炎患者应该注意什么？

◆（1）慢性肠炎患者多半身体虚弱、抵抗力差，尤其胃肠道易并发感染，因而更应注意饮食卫生，不吃生冷、坚硬及变质食物，不喝酒，不吃辛辣刺激性强的调味品。

◆（2）慢性结肠炎患者还应密切观察自己对各种食品的适应性，注意个体差异。如吃一些本不应对肠道造成影响的食品后腹泻加重，就要找出原因，摸索规律，以后尽量不要食用。

◆（3）低脂、少纤维。含脂肪太多的食物，除不易消化外，其滑肠作用常会使腹泻症状加重，因此患者不应吃油炸、油煎、生冷及多纤维食物。

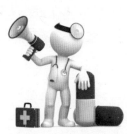

◆（4）对大部分慢性肠炎患者来说，水果也不宜多吃。因为大多数水果性属寒凉，会损及脾阳，又易滋生湿邪，困阻脾胃的运化功能，影响疗效。

◆（5）排气、肠鸣过强时，应少吃蔗糖及易产气发酵的食物，如土豆、红薯、白萝卜、南瓜、牛奶、黄豆等。

◆（6）牛奶富含多种人体必需的营养素和维生素，但大多数慢性肠炎患者却不宜饮用。

◆（7）患者平常应加强锻炼，如打太极拳，以强腰壮肾，增强体质。

◆（8）注意腹部保暖。

◆（9）除了避免受凉，控制情绪外，饮食是一个非常重要的方面。本病在发作期、缓解期不能进食豆类及豆制品，麦类及面制品，以及大蒜、韭菜、洋山芋、皮蛋、卷心菜、花生、瓜子等易产气食物。因为一旦进食，胃肠道内气体增多，胃肠动力受到影响，即可诱发本病，甚至加剧症状。

◆（10）柿子、石榴、苹果都含有鞣酸及果胶成分，均有收敛止泻作用，慢性结肠炎患者可适量食用。